Asmaa F. Hamouda

Crianças, obesidade, anúncios televisivos e infra-estruturas

Asmaa F. Hamouda

Crianças, obesidade, anúncios televisivos e infra-estruturas

ScienciaScripts

Imprint

Any brand names and product names mentioned in this book are subject to trademark, brand or patent protection and are trademarks or registered trademarks of their respective holders. The use of brand names, product names, common names, trade names, product descriptions etc. even without a particular marking in this work is in no way to be construed to mean that such names may be regarded as unrestricted in respect of trademark and brand protection legislation and could thus be used by anyone.

Cover image: www.ingimage.com

This book is a translation from the original published under ISBN 978-3-330-65013-8.

Publisher:
Sciencia Scripts
is a trademark of
Dodo Books Indian Ocean Ltd. and OmniScriptum S.R.L publishing group

120 High Road, East Finchley, London, N2 9ED, United Kingdom
Str. Armeneasca 28/1, office 1, Chisinau MD-2012, Republic of Moldova, Europe
Printed at: see last page
ISBN: 978-620-8-12800-5

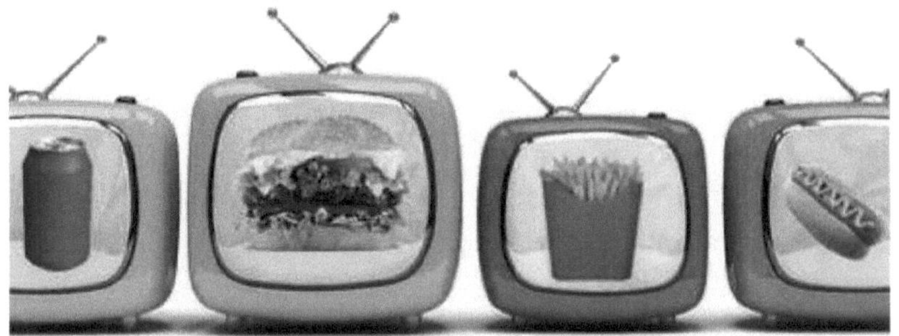

Estou a tentar investigar os efeitos do estilo de vida em crianças obesas. Com base no meu trabalho anterior [1-20], o campo da nutrição é uma área que resolverá muitos problemas no futuro, pelo que estudaremos os aspectos físicos, bioquímicos e psicológicos da nutrição, para além do estilo de vida. Como bioquímico, compreendo as relações e interações bioquímicas entre os alimentos e os seus metabolitos que reagem no corpo humano. Mas o que dizer do processo que leva os alimentos ao nosso corpo, o que dizer da interação psicológica e do ambiente circundante com o nosso corpo.

Apercebi-me de que devemos tratar a causa antes de tratarmos os sintomas. Quem é responsável pela obesidade infantil, quem está a atacar a psique dos nossos queridos filhos, a resposta é a publicidade televisiva? A publicidade televisiva tenta fazer as pessoas felizes comprando e comendo. Não é preciso comer para nos sentirmos felizes.

Alguns dos cientistas podem concordar comigo, outros não. Devemos impedir os nossos filhos de ver televisão ou essa não é a solução? Algumas pessoas insistem em manter as crianças afastadas da televisão porque a publicidade televisiva é perigosa para as nossas crianças, tanto física como mentalmente. Quanto mais as crianças vêem os anúncios na televisão, mais querem e tornam-se gananciosas; não têm limites para parar a sua necessidade de comprar coisas. Consequentemente, os pais deixam de poder dar coisas aos seus filhos e de lhes proporcionar saciedade e satisfação. Em breve ficam deprimidos. Também pode levar à competição na escola para comprar coisas, resultando numa sociedade consumista que é apresentada ao mundo. Além disso, a publicidade televisiva tem provocado muitas doenças, como o cancro e a obesidade, que são causadas pelo vício de comprar, por exemplo, alimentos de conveniência. Por conseguinte, a publicidade televisiva deveria ser totalmente proibida.

Outras opiniões afirmam que as razões acima referidas são suficientes para impedir as crianças de verem anúncios televisivos [21], mas as crianças podem ter visto anúncios em qualquer lugar, longe dos pais, em qualquer lugar ou através de qualquer coisa. Também não podemos impedir os anunciantes, mas podemos educar as crianças sobre a forma de se protegerem. A publicidade faz parte do nosso mundo, por isso as crianças devem habituar-se a ela, mas sob a supervisão dos pais. Sim, deve ser explicado que a publicidade em geral é uma parte significativa do nosso mundo moderno e, por conseguinte, a publicidade dirigida a crianças pequenas não pode ser isenta desta regra. No entanto, não é a melhor solução impedir completamente esta publicidade dirigida às crianças. Desde cedo, as crianças devem ser familiarizadas com os aspectos positivos e negativos da nossa sociedade. Esta explicação do mundo real permitirá que as crianças lidem com as suas desvantagens e ensiná-las-á a controlarem-se a si próprias e aos seus desejos egoístas. Se não forem expostas à publicidade enquanto crianças, quando crescerem não saberão como lidar com esta variedade de publicidade que lhes é dirigida enquanto adolescentes ou adultos. Consequentemente, o mais provável é que tentem satisfazer todas as necessidades que os anúncios lhes trazem. Por exemplo, há casos de crianças que, quando adultas, se tornaram idiotas com comportamentos aditivos. Por conseguinte, a publicidade pode estar a preparar as crianças para o nosso "mundo grande, competitivo e consumista".

Por isso, devemos ensinar os nossos filhos a prepararem-se em todos os sentidos; devemos ensiná-los a escolher porquê e quando estabelecer limites para si próprios. Por isso, os pais devem ensinar os seus filhos a serem disciplinados.

Neste livro mostro-vos como ensinar as crianças. Podemos manipular a mente das crianças através de palestras, apresentações e desenhos animados divertidos e ensinar-lhes uma dieta especial.

O livro continha manipulação psicológica através da mesma ação que os anúncios. Vou invadir a casa das crianças como nos anúncios da televisão, mas vou ensinar aos pais como lidar com a criança obesa, como cozinhar e fazer compras, etc. Além disso, podemos ajudá-lo através de actividades artísticas e de drenagem.

Os pais recompensam os filhos com doces e festas de fast food. Devemos difundir o espírito de conhecimento e nutrição na família e manipular os anúncios televisivos de alimentos falsificados antes de começarmos com uma nutrição adequada para cada criança. É um ciclo em que devemos tratar cuidadosamente cada parte para eliminar a obesidade. Penso que se a criança compreender por que razão está a comer isto e a não comer aquilo, participará no tratamento pelo menos 80% das vezes. Implementei esta ideia com muitas crianças, incluindo o meu filho.

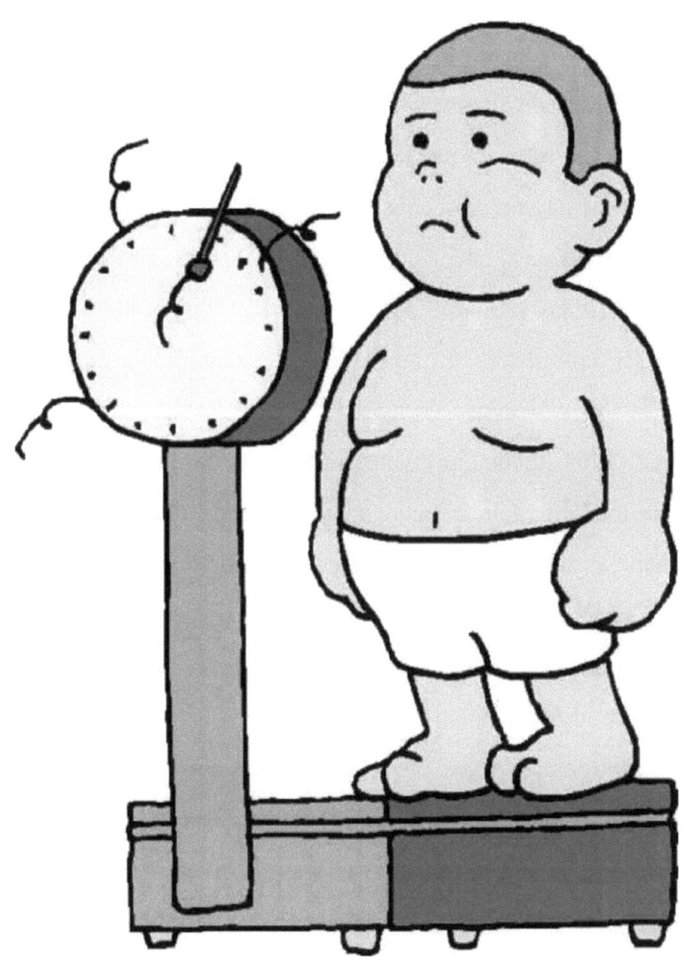

A obesidade infantil é uma doença em que o excesso de gordura corporal tem um impacto negativo na saúde e no bem-estar da criança. Devido à percentagem crescente de obesidade infantil e aos seus vários efeitos negativos na saúde, é considerada um grave problema de saúde pública. Como os métodos para monitorizar diretamente a gordura corporal são complexos, a obesidade é frequentemente diagnosticada através do IMC. O índice de massa corporal (IMC) é adequado para determinar a obesidade em crianças a partir dos dois anos de idade. É determinado pelo rácio entre o peso e a altura (Figuras 1 e 2). As consequências da obesidade para a saúde são físicas e mentais. Os primeiros problemas que surgem nas crianças obesas são emocionais ou psicológicos. As crianças obesas sentem-se frequentemente assediadas e discriminadas pelos seus pares. A obesidade infantil também conduz a doenças potencialmente fatais, como a diabetes, a hipertensão, as doenças cardíacas, as perturbações do sono, o cancro e outras perturbações (Quadro 1). A obesidade infantil pode ser causada por uma variedade de factores, muitas vezes agindo independentemente ou em combinação, incluindo genética, políticas sociais e publicidade [22-27].

Curvas de crescimento CDC Estados Unidos

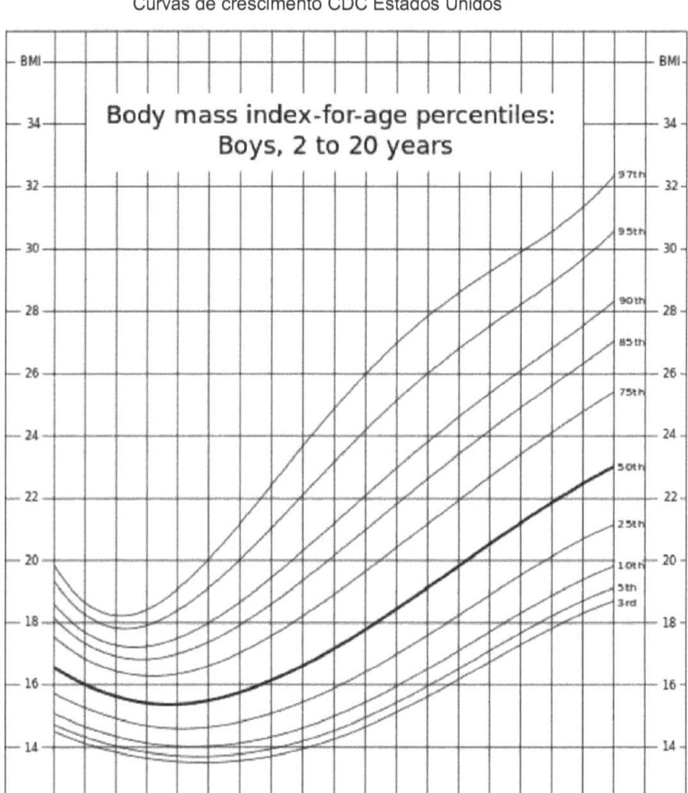

https://upload.wikimedia.org/wikipedia/commons/thumb/c/cd/BMIBoys 1.svg/509px-BMIBoys 1.svg.png

Figura 1: Índice de massa corporal para rapazes (idade 2: 20 anos).

Curvas de crescimento CDC Estados Unidos

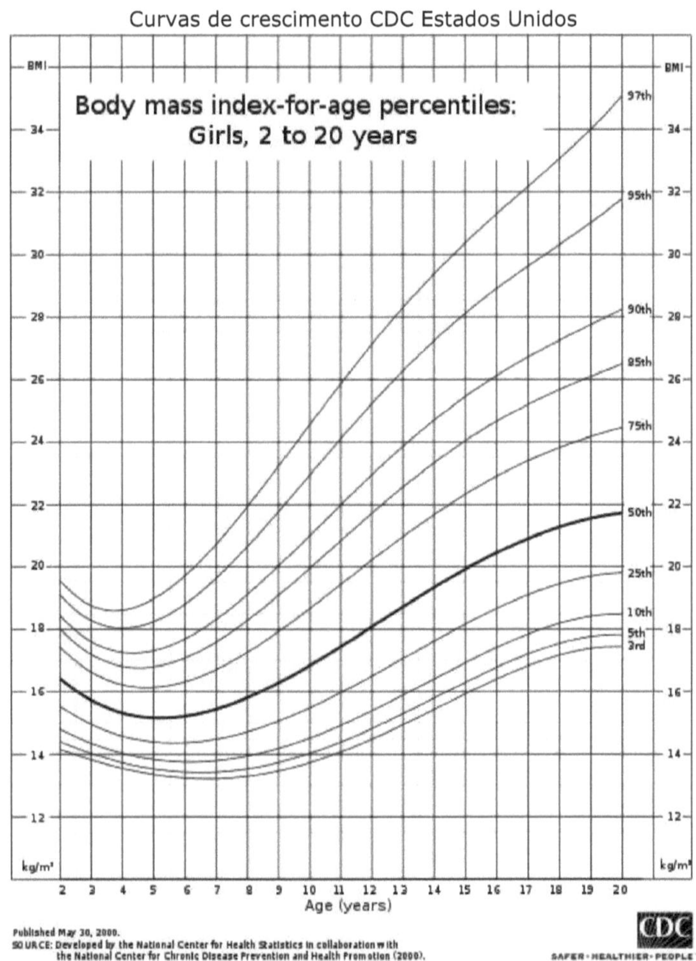

https://upload.wikimedia.Org/wikipedia/commons/thumb/f/f2/BMIGirls 1.svg/509px-BMIGirls 1.svg.png

Figura 2: Índice de massa corporal para raparigas (idade 2: 20 anos).

System	Condition	System	Condition
Endocrine	• Impaired glucose tolerance • Diabetes mellitus • Metabolic syndrome • Hyperandrogenism • Effects on growth and puberty • Nulliparity and nulligravidity[18]	Cardiovascular	• Hypertension • Hyperlipidemia • Increased risk of coronary heart disease as an adult
Gastroentestinal	• Nonalcoholic fatty liver disease • Cholelithiasis	Respiratory	• Obstructive sleep apnea • Obesity hypoventilation syndrome
Musculoskeletal	• Slipped capital femoral epiphysis (SCFE) • Tibia vara (Blount disease)	Neurological	• Idiopathic intracranial hypertension
Psychosocial	• Distorted peer relationships • Poor self-esteem [19] • Anxiety • Depression	Skin	• Furunculosis • Intertrigo

Table 1)   Efeitos sobre a saúde física.

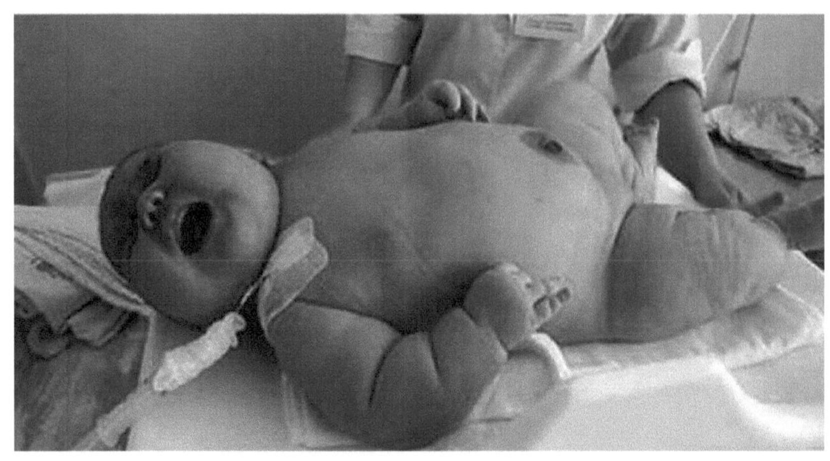

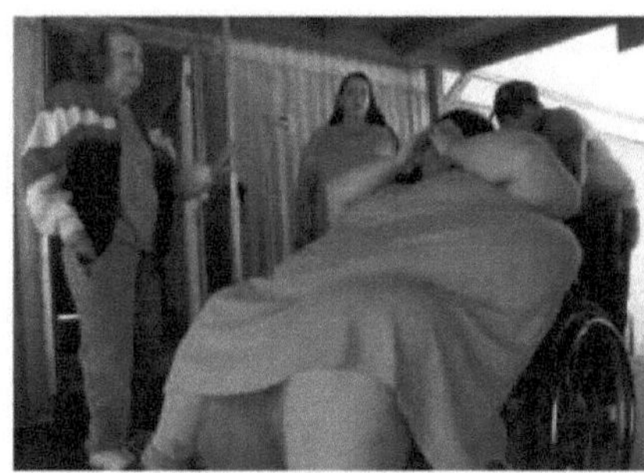

Figura 3 : Perth | Uma mulher de 600 libras deu à luz um bebé de 40 libras no King Edward Memorial Hospital de Perth, um peso recorde que poderá fazer do recém-nascido o maior de sempre, noticia esta manhã o Western Australian Herald.

Cada vez mais adultos estão a ficar com excesso de peso e obesos; cada vez mais crianças estão a ficar com excesso de peso e obesas e é provável que se tornem adultos obesos.

Os cientistas referem que a obesidade afecta vários sistemas corporais importantes e conduz a muitas doenças. Os exemplos incluem a hipertensão arterial, sinais precoces de endurecimento das artérias, diabetes tipo 2, doença hepática gorda não alcoólica, asma e problemas respiratórios durante o sono, entre outros, como já foi referido (Quadro 1). A obesidade, por exemplo, pode causar danos significativos no sistema cardiovascular, e o excesso de peso ou a obesidade durante a infância podem acelerar o desenvolvimento de doenças cardiovasculares associadas à obesidade. A obesidade também está associada a muitas doenças metabólicas. Estas doenças, que costumavam ocorrer principalmente nos adultos, estão agora a aumentar também nas crianças. Mesmo que as doenças não se manifestem na infância, o excesso de peso ou a obesidade na infância aumentam o risco de ocorrerem na idade adulta [22-28].

A maioria das preocupações médicas sobre o coração das crianças está relacionada com defeitos congénitos. No entanto, como os avanços nos testes não invasivos tornaram possível avaliar o coração e os vasos sanguíneos das crianças, os especialistas em saúde descobriram que algumas patologias, como o endurecimento das artérias, que antes se pensava afetar principalmente a saúde dos adultos, podem na verdade começar na infância. O músculo cardíaco também é suscetível a processos que o engrossam e prejudicam o seu funcionamento - graças à fast food e aos anúncios televisivos. Vários colegas confirmaram que a probabilidade de desenvolver hipertensão arterial é significativamente maior em crianças cujo índice de massa corporal (IMC) é igual ou superior ao percentil 90 do que em crianças cujo IMC é igual ou inferior ao percentil 10. O risco de hipertensão arterial é 2,5 a 3,7 vezes maior nas crianças com excesso de peso, dependendo da etnia e do género [22-28].

A obesidade infantil resulta em muitas perturbações metabólicas. A resistência à insulina, a síndrome metabólica, a dislipidemia (níveis anormais de lípidos no sangue) e a diabetes mellitus tipo 2 têm sido associadas à obesidade na idade adulta. A obesidade leva a um desequilíbrio do sistema metabólico, que envolve um conjunto complexo de processos interligados que controlam a forma como o corpo utiliza e armazena energia. Estes incluem o trato gastrointestinal, que controla a absorção de nutrientes e energia, o fígado, que é o principal órgão metabólico do corpo, e uma série de sistemas hormonais que regulam os altos e baixos de nutrientes e energia. Quando o tecido adiposo em excesso segrega o fator que viaja no sangue para todas as células do corpo e tem impacto na homeostase celular, conduz a muitos resultados prejudiciais. Muitos estudos confirmaram a existência de uma ligação entre a obesidade e a asma nas crianças. Uma criança com um IMC acima do percentil 85 tem um risco aumentado de asma, independentemente da idade, sexo, etnia, estatuto socioeconómico e suscetibilidade ao fumo do tabaco [22-28].

Capítulo 3 A publicidade televisiva e a obesidade infantil

A obesidade infantil é um grave problema de saúde pública que aumenta a morbilidade e a mortalidade e tem um elevado impacto económico e social a longo prazo. A prevalência da obesidade mais do que duplicou nas crianças com idades compreendidas entre os 2 e os 5 anos (5,0% para 12,4%) e entre os 6 e os 11 anos (6,5% para 17,0%). Nos adolescentes com idades compreendidas entre os 12 e os 19 anos, as taxas triplicaram (de 5,0% para 17,6%), segundo os Centros Americanos de Controlo e Prevenção de Doenças. A obesidade infantil coloca as crianças e os adolescentes em risco de se tornarem obesos em adultos e aumenta a predisposição para problemas de saúde, incluindo diabetes, doenças cardiovasculares e algumas formas de cancro. Para resolver este problema, devemos concentrar-nos na prevenção e eliminar a causa do problema, que é o primeiro tipo de tratamento. Os esforços de prevenção devem centrar-se na luta contra o aumento excessivo de peso na infância através de uma série de medidas, tais como o combate à publicidade televisiva [29-36].

Hoje em dia, as crianças entre os 8 e os 18 anos consomem uma variedade de meios de comunicação e passam mais tempo (44,5 horas por semana ou mais) em frente de ecrãs de computadores, de televisão e de jogos do que qualquer outra atividade do seu dia, exceto dormir. A investigação encontrou fortes ligações entre o aumento da publicidade a alimentos não nutritivos e o aumento da obesidade infantil. A maioria das crianças com menos de seis anos não consegue distinguir entre programas e publicidade, e as crianças com menos de oito anos não reconhecem o objetivo da publicidade televisiva. A publicidade dirigida às crianças é inerentemente exploradora. As crianças têm uma capacidade extraordinária para recordar o conteúdo dos anúncios que viram. A utilização de personagens de desenhos animados e de cores vivas na publicidade alimentar também apela ao lado interessado do cérebro das crianças. Foi demonstrado que a seleção de produtos começa com um único anúncio e aumenta com a exposição repetida. As preferências do produto influenciam os desejos de compra das crianças, e estes desejos influenciam as decisões de compra dos pais [36-50].

A obesidade nas crianças aumenta à medida que estas vêem mais horas de televisão. A publicidade televisiva a alimentos não saudáveis (ou seja, snacks com elevado teor calórico e baixo teor de nutrientes, fast food com elevado teor energético e bebidas açucaradas) é um importante fator de risco para a obesidade infantil. Em crianças muito pequenas, a investigação demonstrou que, por cada hora a mais de visionamento de televisão por dia, a ingestão de bebidas açucaradas, fast food, carne vermelha e carne processada aumenta. Outros estudos demonstraram que as crianças que vêem mais de três horas de televisão por dia têm 50% mais probabilidades de se tornarem obesas do que as crianças que vêem menos de duas horas. A publicidade a alimentos e bebidas dirigida às crianças controla as suas preferências de produtos, os seus desejos e a sua dieta. As empresas de alimentos e bebidas decidiram auto-regular as suas compras junto das crianças, mas tal não conduziu a uma melhoria significativa na venda de alimentos mais saudáveis (ou seja, fruta, legumes, leite ou produtos lácteos com baixo teor de gordura ou sem gordura, carnes magras, aves de capoeira, peixe, cereais integrais e feijão) às crianças. Cerca de três em cada quatro alimentos oferecidos às crianças fazem parte dos alimentos não saudáveis que contribuem para a epidemia de obesidade. A publicidade aos alimentos na televisão representa 50% de todo o tempo de publicidade nos programas infantis. Estes anúncios são quase exclusivamente dominados por alimentos não saudáveis (34% para doces e snacks, 28% para cereais, 10% para fast food, 4% para produtos lácteos, 1% para sumos de fruta e 0% para fruta e legumes). As crianças raramente vêem anúncios ou anúncios de alimentos mais saudáveis. A frequência com que as crianças vêem estes anúncios, discriminada por idade, é apresentada no Quadro 2 abaixo [29-57]. Obviamente, as crianças com idades compreendidas entre os 8 e os 12 anos são as mais frequentemente confrontadas com anúncios. Encontram-se numa fase crítica do seu desenvolvimento, em que estão a desenvolver hábitos alimentares, a fazer mais escolhas sobre a sua dieta e a gastar o seu dinheiro nos alimentos de que gostam [2957].

A publicidade escolar aparece também sob a forma de televisão educativa. Por exemplo, um canal educativo americano oferece um programa composto por 10 minutos de acontecimentos actuais e 2 minutos de publicidade. Os anunciantes pagam 200.000 dólares pelo tempo de publicidade e pela oportunidade de atingir 40% dos adolescentes do país durante 30 segundos [41-57]. Há também muita publicidade a alimentos não saudáveis nas escolas, incluindo a escola do meu filho, Asmaa Hamouda.

Table 2) Idade das crianças e apresentação dos anúncios.

Ages	No. of ads per day	Hrs of ads per year	No. of ads per year	Exposure to PSAs (public service announcement)
2-7	12	29:31	4,427	1 every 2-3 days
8-12	21	50:48	7,609	1 every 2-3 days
13-17	17	40:50	6,098	<1 every week

(Fonte: Kaiser Family Foundation, 2007)

Os anúncios dos fabricantes de alimentos dirigidos às crianças e aos jovens estão associados à prevalência da obesidade infantil. O preconceito em relação ao peso pode levar ao ostracismo crianças e jovens que são rotulados como obesos pelos seus companheiros e professores, colocando-os em risco de assédio e bullying. Os problemas com o corpo e as preocupações relacionadas com o peso são comuns em todos os grupos étnicos, e verificou-se que a culpa relacionada com o peso está associada à depressão, baixa auto-confiança e pensamentos suicidas [29-57].

Existem várias hipóteses sobre como o visionamento de televisão afecta a dieta ou a obesidade. De acordo com o Instituto de Medicina (IOM), a relação entre o visionamento de televisão e a obesidade parece ser a seguinte [57]:

Abster-se da atividade física;

Considere a possibilidade de optar por um estilo de vida mais sedentário;

Convidam-no a petiscar, aumentando assim a sua ingestão de calorias;

Estes factores diminuem a nossa sensibilidade aos sinais de saciedade e aumentam a ingestão de calorias;

Diminuição dos níveis metabólicos, levando a um processamento menos eficiente das calorias; referência à representação do comer e beber nos programas vistos [58];

Aumento do desejo por alimentos apresentados em anúncios televisivos (Asmaa Hamouda).

Os governos, alguns deles, estão empenhados em proteger as crianças:

Depois de a Obesity Policy Coalition, o Parents Jury e a Australian Dental Association terem apresentado uma queixa contra o anúncio junto do Australian Competition and Consumer Council (ACCC), o ACCC considerou que as mensagens veiculadas no anúncio eram "completamente inaceitáveis e enganosas". O ACCC obrigou então a Coca-Cola a retirar as suas afirmações. Em abril de 2009, a empresa de refrigerantes anunciou anúncios de página inteira em jornais, afirmando que estava a "esclarecer as coisas": Os anúncios diziam, por exemplo: "Dissemos que era um 'mito' que a Coca-Cola 'engorda'. A verdade é que: todos os kilojoules contam.

-Dissemos que é um "mito" que a Coca-Cola "corrói os dentes". É um facto: todos os produtos que contêm açúcar e ácido alimentar podem aumentar o risco de cáries e erosão dentária [59-60].

Outros países emitiram regulamentos legais, por exemplo

-Regras que limitam a comercialização de certos tipos de alimentos e bebidas para crianças em termos de local, tempo e técnica

-Leis que proíbem geralmente a comercialização de certos tipos de alimentos e bebidas ou impedem a venda comercial de alimentos e bebidas (ou possivelmente de todos os produtos) a crianças em qualquer lugar, a qualquer momento e por qualquer meio.

-Regulamentações que eliminem os pretextos para as empresas do sector alimentar e da publicidade comercializarem alimentos para as crianças, tais como o custo da publicidade (que, por sua vez, poderia ser utilizado para gerar fundos para a educação nutricional e a promoção da saúde) [61-62].

A preocupação com o aumento da obesidade infantil resultante do consumo de fast food e de bebidas açucaradas em França levou o governo francês a reprimir a publicidade a junk food em 2004. Foi aprovada uma lei de saúde pública que exige que os anúncios televisivos e radiofónicos de bebidas que contenham açúcar, sal ou adoçantes artificiais, bem como de alimentos processados e vendidos em França, incluam informações sobre saúde [63]:
Coma pelo menos cinco frutas e legumes por dia para a sua saúde.
Para a sua saúde, deve fazer exercício regularmente.
Para a sua saúde, evite demasiados alimentos gordos, açucarados e salgados.
Para sua saúde, evite petiscar entre as refeições.

Vários grupos, pais, economistas da saúde, políticos e outros investigadores de sistemas mostram que há espaço para um compromisso, que grande parte da culpa pela epidemia de obesidade é dos fabricantes de alimentos ricos em gordura, açúcar e sal, a indústria da comida de plástico. A culpa também é da indústria da publicidade, que manipula as preferências alimentares e o consumo das crianças e as incentiva a persuadir os pais a comprarem estes produtos pouco saudáveis. Este grupo estima que a obesidade infantil pode eclodir quando nos envolvemos na venda de anúncios televisivos de comida de plástico. Os australianos defendem que, pelo menos no caso das crianças, a atual autorregulação não está a funcionar; as crianças são expostas a anúncios de junk food frequentemente e de várias formas.
Os publicitários afirmam que não estão a fazer nada de errado para que as pessoas, incluindo as crianças, possam tomar uma decisão informada sobre a compra destes produtos. Com produtos como a comida de plástico, cabe aos pais educar os filhos para que sejam consumidores críticos (67).

O debate sobre a publicidade e a comercialização de junk food é uma tensão significativa que provavelmente não será resolvida; isto reflecte-se na questão de saber se as consequências adversas das escolhas individuais devem ser tidas em conta. Por exemplo, o tabagismo, o consumo de álcool ou o consumo de junk food devem ser considerados como obstáculos individuais ou generalizados ou exigir uma ação governamental, como a limitação ou restrição da publicidade a junk food [65].

Cada vez mais adultos estão a ficar com excesso de peso e obesos; cada vez mais crianças estão a ficar com excesso de peso e obesas, e espera-se que se tornem adultos obesos, o que colocará cada vez mais responsabilidades no sistema de saúde. Apesar das alegações das empresas de comida de plástico e de publicidade de que a autorregulação funciona e de que não é necessária uma intervenção adicional, parece que é preciso fazer alguma coisa para evitar uma catástrofe económica e de saúde pública, precisamos de mais trabalho governamental e de educação dos pais e das crianças.

Ok, continua a ler e segue-me, abaixo.

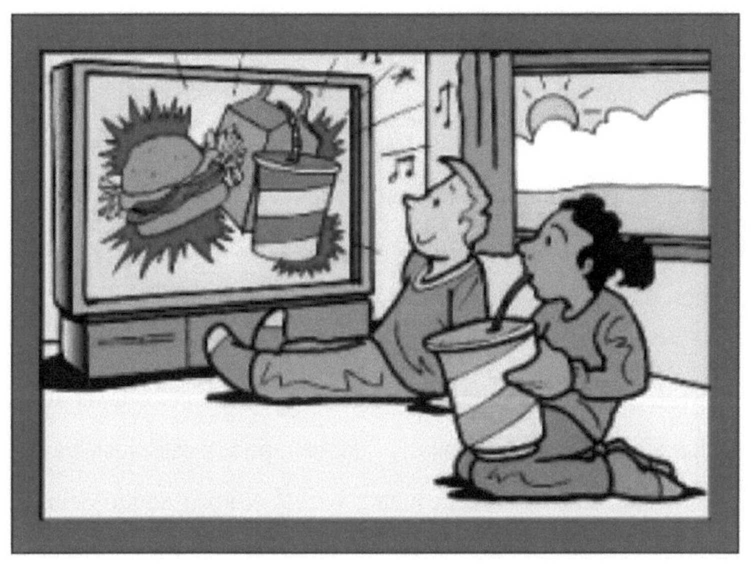

https://gurvygreen.files.wordpress.com/2014/06/screen-shot-2014-06-23-at-11-02-28-pm.png

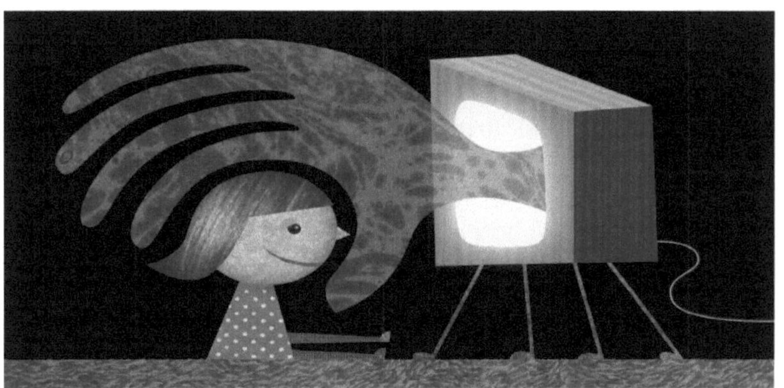

https://static01.nyt.com/images/2013/02/12/science/12KLAS SPAN/12KLAS-superJumbo.jpg

Quando nos sentamos em frente à televisão e vemos um anúncio a uma comida falsa, como batatas fritas. O anúncio manipula a mente da criança utilizando canções e apresentando o material de uma forma agradável, por exemplo, utilizando uma caixa de desenhos animados para apelar à mente da criança. O que é que se pode fazer nesta situação? Deve dizer ao seu filho: "Sim, é bonito, mas estão a mentir-lhe, meu querido", e começar a brincar, trazer papel e lápis de cor e desenhar as fichas como monstros. Também pode contar histórias ao seu filho. O seu filho ainda é pequeno, você é o único amigo dele, ele vai acreditar em si, ele confia em si, comece a contar-lhe uma história. Sempre fiz isto com o meu filho, uma vez ouvi-o fazer um comentário a um anúncio de comida na televisão; o anúncio dizia: "O teu coração está doente, sentes-te aborrecido, vai buscar batatas fritas karameesh e vais sentir-te bem". O meu sábio filho respondeu a este anúncio e disse: "O teu coração está doente por causa das batatas fritas, estás a mentir-nos, evita essas batatas fritas e vais sentir-te bem, come pão e nozes e vais sentir-te bem".

De vez em quando, pode dar ao seu filho um destes alimentos falsos para evitar o desejo de comer estes alimentos ou para evitar que ele coma alimentos falsos na sua ausência sem o seu conhecimento. Isto pode ajudar a criança a compreender que tem sempre liberdade e escolha e que não está a ser controlada ou pressionada por ninguém.

Um estilo de vida ativo e saudável para crianças e adolescentes inclui ver televisão com moderação, refeições familiares regulares e exercício físico regular. Reduza o tempo que o seu filho passa a ver televisão, vídeos, jogos ou outras actividades na Internet. Assuma o controlo dos meios de comunicação que os seus filhos consomem e analise tudo com o seu filho, explique-lhe a verdade, este é um bom começo para o tratamento. Incentive os seus filhos a adoptarem hábitos alimentares saudáveis (ou seja, aumente a ingestão de fruta, legumes, feijão, produtos integrais, leite ou produtos lácteos magros, peixe, carne magra e aves) e incentive-os a serem fisicamente activos. Coma com os seus filhos e desfrute de refeições saudáveis em família para dar o exemplo. Dê um bom exemplo comendo de forma saudável e sendo fisicamente ativo, por exemplo, dando um passeio ou dançando aeróbica após as refeições. Lembre-se de que pode ter o maior impacto na saúde dos seus filhos [29-57].

Ok, continua a ler e segue-me, abaixo.

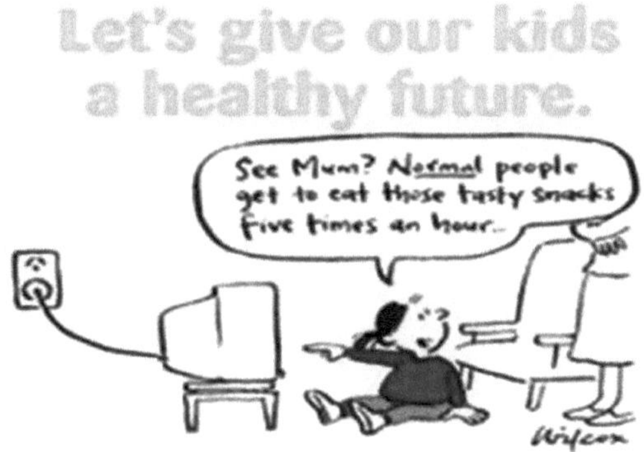

http ://www.cancercouncil .com .au/editorial .asp?pageid=2208

Wilcox cartoon for the Cancer Council of New South Wales, no sítio Web do Conselho, acedido em 1
novembro de 2010,

Vários estudos associam o consumo diário de televisão à obesidade, a um pior desempenho escolar e a outros problemas. Por conseguinte, uma das soluções sugeridas é educar as crianças e dizer-lhes a verdade sobre tudo o que vêem na televisão. A segunda é aumentar as actividades dos seus filhos para reduzir o consumo de televisão e melhorar a sua qualidade de vida. Uma vez que parece difícil impedir as crianças de verem televisão, há muitas actividades que podemos fazer para que os nossos filhos vejam menos televisão. Por exemplo, podemos desenvolver projectos familiares e de grupo, como a leitura e a escrita; eu encorajo o meu filho a escrever e a desenhar um livro.

Podemos transformar o mau comportamento dos nossos filhos, como ver anúncios na televisão sobre comida, em algo positivo. Pedi ao meu filho que me ajudasse a curar as crianças obesas. Desde os três anos de idade, tenho-lhe explicado muita informação sobre maus comportamentos alimentares, obesidade, comida falsa e muito mais. Agora ele está a começar a aprender, a ajudar e a compreender. Por isso, estamos agora a escrever uma série de histórias "País Saudável" e outros livros [18-20], Figura 3, 4, e trabalhamos em família, esta atividade é 80% apoiada por mim para proteger o meu filho de um estilo de vida pouco saudável. Transforme o comportamento negativo dos outros em ação positiva do seu filho, peça ao seu filho para resolver problemas de obesidade, peça a uma criança para o ajudar com qualquer problema; não pode trabalhar sozinho "efeito de sinergia".

Há muitas actividades fantásticas e divertidas que não envolvem a televisão para passarem tempo juntos. Pode ajudar o seu filho a deixar de ver televisão se for proactivo e planear antecipadamente actividades de grupo opcionais, tais como: Noites de jogos (toda a família pode juntar-se para jogar um jogo favorito, como xadrez ou damas;

Podem ler em voz alta uns para os outros, acreditem, é uma atividade incrível.

Artesanato "Artisanat", a atividade ou hobby artístico de criar objectos bonitos à mão;

Visitas ao museu, à biblioteca, ao jardim zoológico, a um parque ou a outros locais favoritos;
Brincar no exterior com outras crianças do bairro, sob a sua vigilância;
Outras actividades, como o desporto, a dança, as actividades ao ar livre, etc., são excelentes formas de o seu filho socializar com outras crianças, desenvolver a confiança e as competências e evitar o tempo de ecrã) [29-67], As figuras 5-10 mostram muitas actividades que podemos fazer para evitar a publicidade televisiva.

Ok, continua a ler e segue-me, abaixo.

https://www.amazon.com/s/ref=nb_sb_ssi2_7?url=search-alias%3Dstripbooks&field-

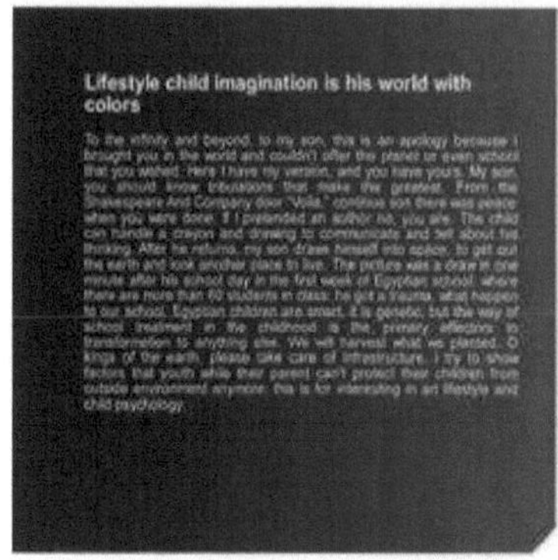

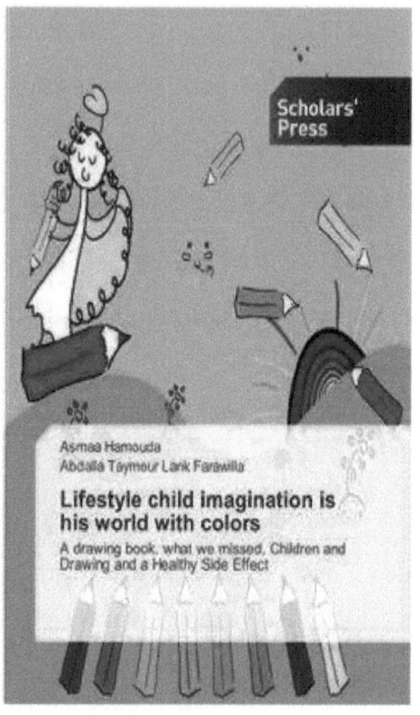

keywords=asmaa+hamouda&sprefix=asmaa+h%2Cstripbooks
%2C825&crid=3011XR7M75L2_H

Figure 3: Asmaa F. Hamouda e AbdallaTaymour Lank Farawilla. O estilo de vida da criança é o seu mundo com cores. Um livro de colorir, o que perdemos, crianças e desenho e um efeito colateral saudável. 2016, Scholars Press, ISBN 978-3-659-84472-0.

O efeito sinérgico de transformar os comportamentos negativos dos outros em acções positivas do seu filho, pedindo-lhe que resolva os problemas com a obesidade, sim, uma criança pode ajudar.

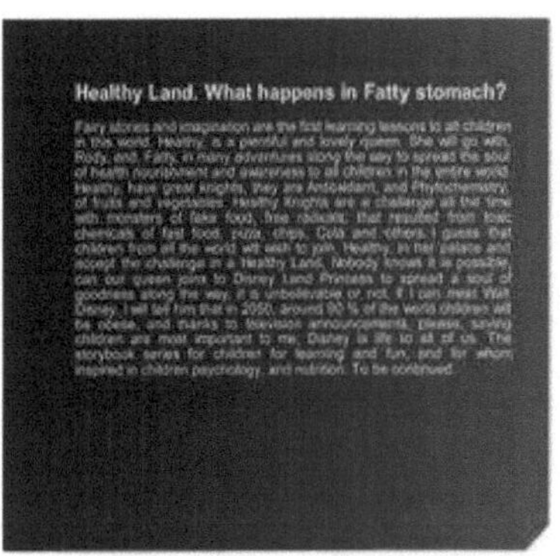

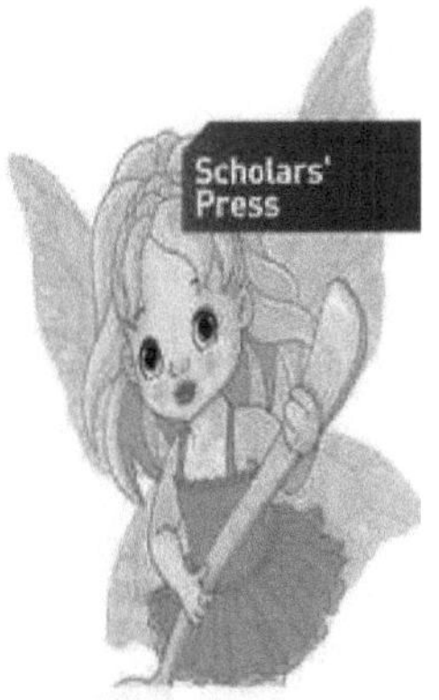

Figure 4: Storybook", Asmaa F. Hamouda, AbdallaTaymour Lank Farawilla e
Taymour Lank Farawilla ". País saudável. O que acontece no estômago gordo? " 2016,
Scholars Press. (ISBN 978-3-659-84574-1)"
O efeito sinérgico de transformar os comportamentos negativos dos outros em acções
positivas do seu filho, pedindo-lhe que resolva os problemas com a obesidade, sim, uma
criança pode ajudar.

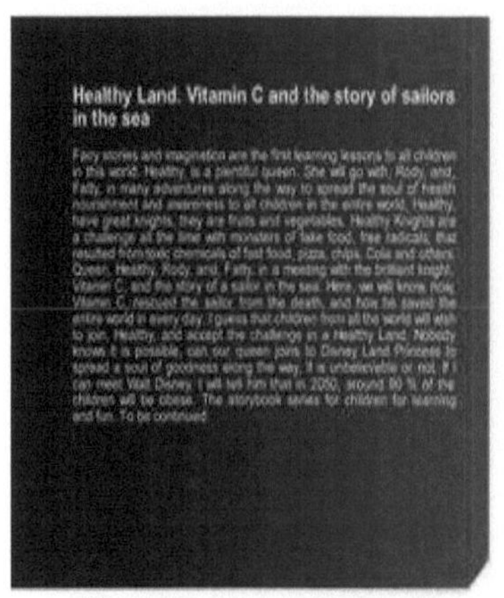

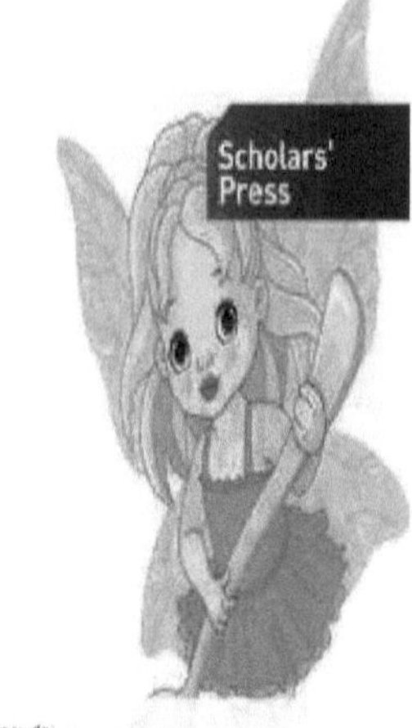

Figura 5 : Amazon.de: Asmaa Hamouda: Livros

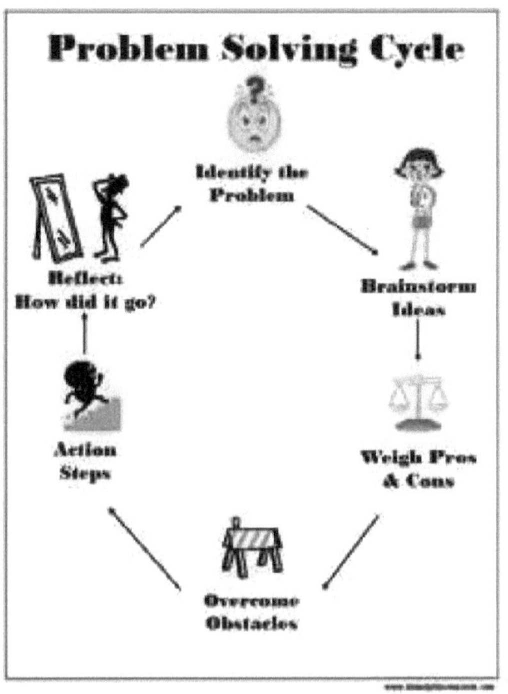

Figura 6 O efeito sinérgico de transformar os comportamentos negativos dos outros em acções positivas do seu filho, pedindo-lhe que resolva problemas com a obesidade, sim, uma criança pode ajudar.

1- O problema é a obesidade nas crianças,
2- A causa é a fast food, a produção de alimentos e bebidas e a publicidade televisiva,
3- Pensem nisso,
4-A solução é encontrar um passatempo que permita ao seu filho e à sua família fazer actividades de grupo,
5- Compreender a nutrição.
É tudo, desafio, Asmaa Hamouda.

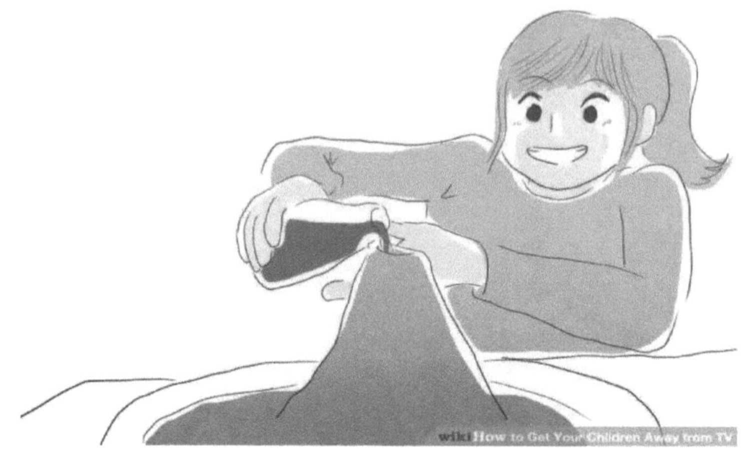

Figura 7 Mais atividade.

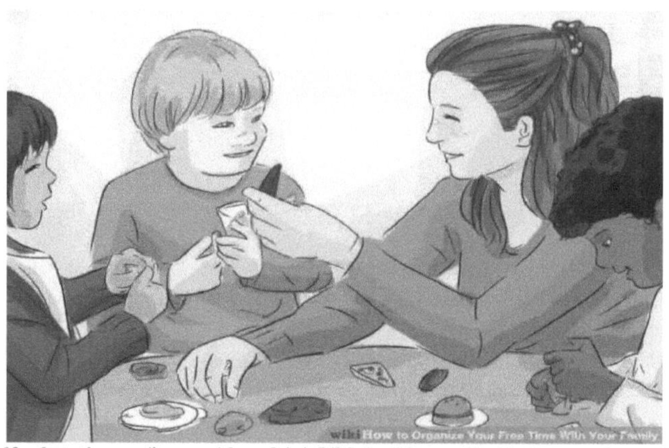

Figura 8 Trabalhar em conjunto num projeto de casa.

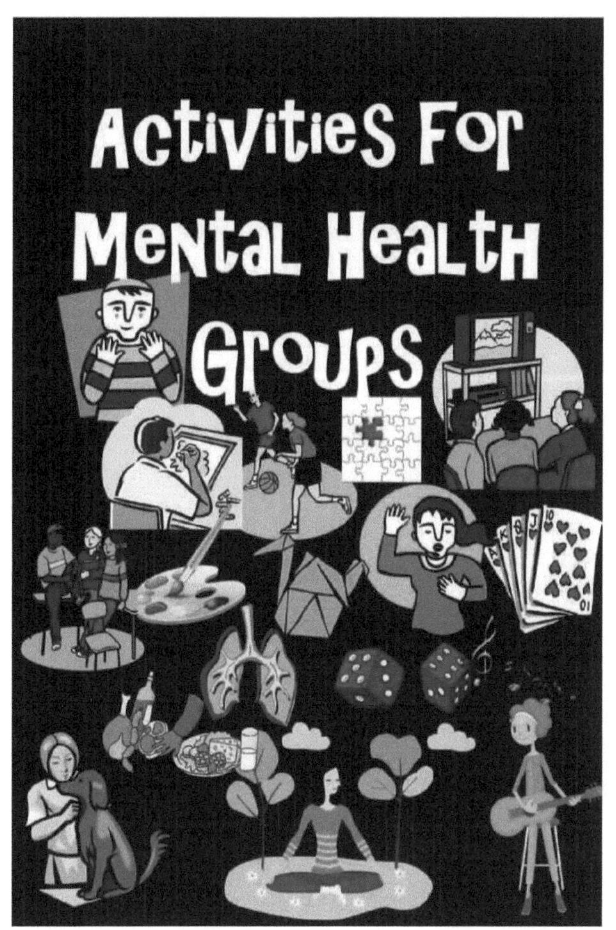

Figura 9 Há muita atividade lá em cima.

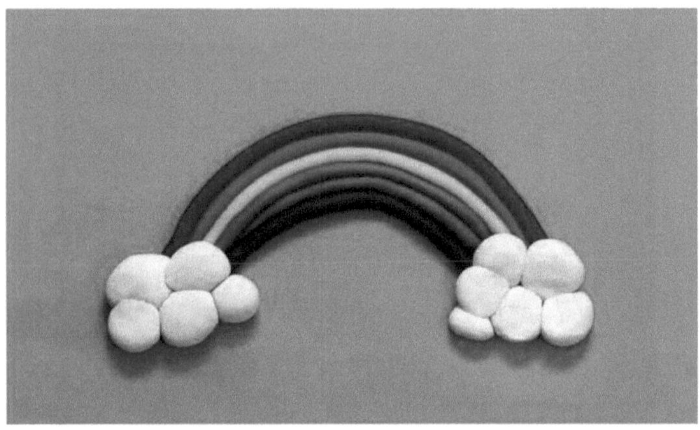

Figura 10 Arco-íris do projeto

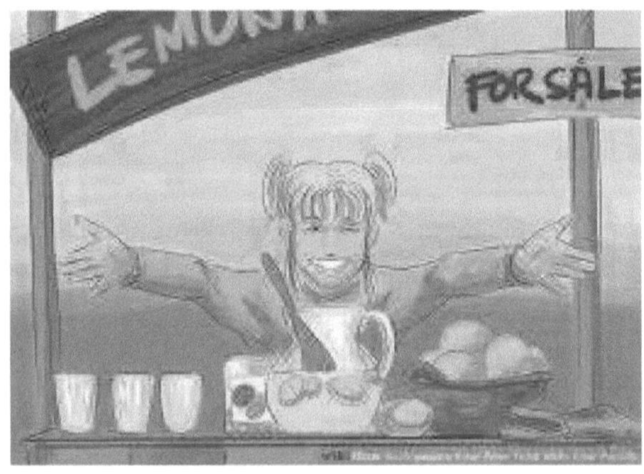

Figura 11 Outra atividade.
Por exemplo, deixe que os seus filhos o ajudem a preparar o jantar. Deixe-os escolher a receita (dentro do razoável), mexer o prato e provar o produto final.

Como pais, as necessidades nutricionais do seu bebé ou criança pequena são naturalmente muito importantes. Os alimentos que uma criança ingere nos primeiros anos de vida podem influenciar os seus hábitos alimentares posteriores. Por isso, é importante incutir bons hábitos e uma relação saudável com os alimentos desde tenra idade. Quando o seu filho começar a comer sólidos, é provável que algumas das refeições que preparou com tanto carinho sejam rejeitadas e pouco saborosas, tente mais do que uma vez, números 11, 12. Não se preocupe, isto é normal durante algum tempo, mas é aconselhável desenvolver uma rotina o mais cedo possível. Certifique-se de que o seu filho está a satisfazer as necessidades nutricionais, procurando fazer três refeições equilibradas por dia, incluindo um alimento de cada grupo alimentar e até dois lanches saudáveis pelo meio. Adquira o hábito de experimentar diferentes tipos de proteínas e alguns tipos diferentes de frutas e legumes em cada refeição [12, 68].

Nos primeiros seis meses, os bebés cobrem todas as suas necessidades nutricionais com uma dieta à base de leite. O leite em pó para lactentes é a única alternativa ao aleitamento materno quando se trata de alimentar bebés com menos de seis meses de idade. O leite de vaca não é recomendado como alimento principal para os bebés até aos 12 meses de idade. No entanto, a partir dos seis meses de idade, inicia-se a fase de transição alimentar, na qual as crianças passam de uma dieta exclusivamente láctea para uma dieta variada e equilibrada, com alimentos dos grupos alimentares mais importantes (Figuras 13 e 14). Os grupos de alimentos que compõem esta dieta equilibrada são os alimentos ricos em proteínas, como o peixe, a carne e os ovos, os alimentos ricos em amido, que fornecem hidratos de carbono integrais, a fruta e os legumes, e o leite e os produtos lácteos [12, 68].

As proteínas são importantes para funções importantes como o crescimento, o desenvolvimento do cérebro e ossos saudáveis. Dos 20 aminoácidos ou blocos de construção que constituem as proteínas, as crianças precisam de obter 9 "aminoácidos essenciais" através da sua alimentação, por exemplo, carne magra, peixe, ovos, leite, iogurte e queijo. As proteínas vegetais, como o feijão ou as leguminosas, são proteínas incompletas e precisam de ser combinadas com produtos integrais para obter todos os aminoácidos. Certifique-se de que come peixe três vezes por semana, uma das quais deve ser uma variedade rica, como o salmão fresco [12, 68].

As crianças precisam de uma fonte de hidratos de carbono não refinados em todas as refeições. No entanto, as crianças com menos de 13 meses têm dificuldade em digerir cereais integrais e demasiada fibra pode enchê-las demasiado depressa e afetar o seu apetite e a absorção de minerais importantes, como o cálcio e o ferro, pelo que podemos complementar a refeição com fontes de vitamina C, como sumo de limão ou laranja. Os frutos secos e as sementes integrais são uma boa fonte de fibras e de gorduras saudáveis importantes. No entanto, devem ser evitados até o seu filho ter cinco anos ou mais, devido ao risco de asfixia [12, 68].

Tentar incluir quatro a cinco porções de fruta e legumes é um bom ponto de partida para as crianças. O tamanho das porções depende da idade, do tamanho e da atividade física da criança. Uma orientação simples é que uma porção de fruta, legumes ou frutos secos seja suficientemente grande para caber na palma da mão da criança, o que é sempre bom. As dicas simples para se manter no caminho certo podem ser tão simples como manter um saco de legumes congelados no congelador ou cortar uma peça de fruta fresca para a sobremesa [12, 68].

As crianças obtêm muitos nutrientes dos produtos lácteos, como o leite, o iogurte e o queijo. Estes alimentos fornecem ao organismo cálcio facilmente absorvível, bem como vitaminas A e B12, proteínas e outras vitaminas e minerais. Leite gordo para crianças com menos de dois anos, uma vez que é necessário para o crescimento. A partir dos dois anos de idade, pode passar do leite gordo para o leite meio gordo e habituar o seu filho a uma variedade de alimentos. O leite e os produtos lácteos com baixo teor de gordura contêm tanto cálcio como os seus homólogos com alto teor de gordura. O cálcio é um nutriente importante para todas as crianças, para promover ossos e dentes saudáveis. Os iogurtes transformados estão frequentemente carregados de açúcar, corantes e edulcorantes, por isso evite os iogurtes aromatizados e tenha cuidado com eles. Em vez disso, opte por iogurte natural e adicione fruta fresca, como pera ralada. Lembre-se de que os bebés com menos de um ano de idade não devem receber leite extraído, leite concentrado, leite seco ou outras bebidas semelhantes ao leite, como bebidas de arroz, aveia ou amêndoa. O leite em pó para lactentes é a única alternativa adequada ao leite materno nos primeiros 12 meses de vida do bebé [12, 68].

Embora as crianças necessitem de gorduras saudáveis para crescerem, se desenvolverem e desenvolverem os seus cérebros, uma quantidade excessiva de qualquer gordura não é boa. A manteiga vegetal para barrar e os azeites frios contribuem para o sabor, a textura e o prazer dos alimentos. São importantes como fontes ricas de energia para as crianças pequenas que estão a crescer rapidamente e são muito activas fisicamente. As gorduras saudáveis também são necessárias para promover a absorção de certas vitaminas, incluindo as vitaminas A, D, E e K. Algumas gorduras são essenciais na dieta do seu filho para um sistema imunitário ativo e um desempenho cerebral normal. Estas gorduras ómega 3 encontram-se nos peixes gordos, nozes, sementes e respectivos óleos.

Os refrigerantes, doces, bolachas, pastelaria açucarada e sobremesas ( ) são ricos em açúcares adicionados e contêm frequentemente gorduras de baixa qualidade e sal; são considerados um dos principais factores que contribuem para as elevadas taxas de obesidade [12, 68].

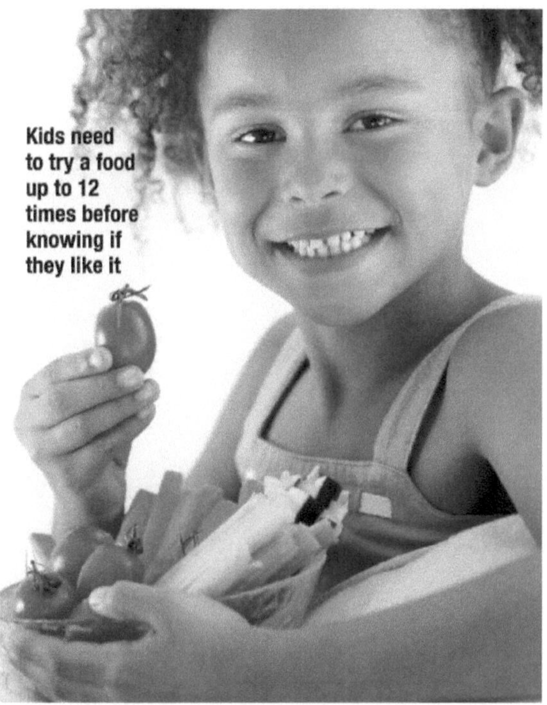

http://readysetgrowmag.com/packing-a-diet-punch/

Figura 12 Quando o seu filho começar a comer sólidos, irá verificar que algumas das refeições que preparou com tanto carinho serão rejeitadas e deverá tentar mais do que uma vez.

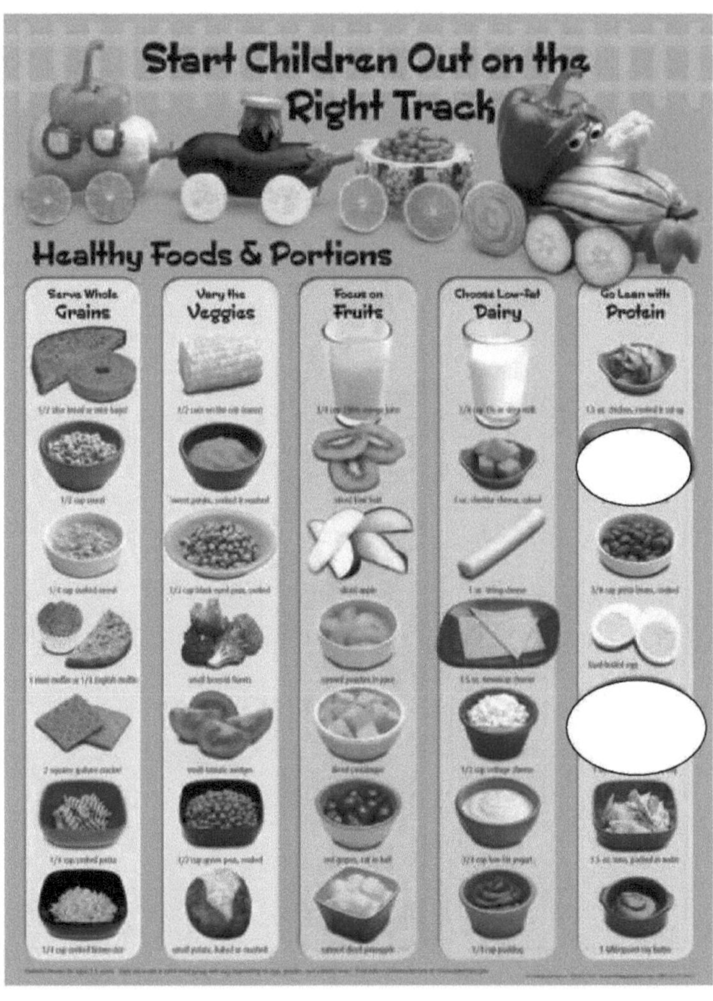

Figura 13: Experimente mais do que uma vez e escolha a forma correta de alimentar os seus filhos.

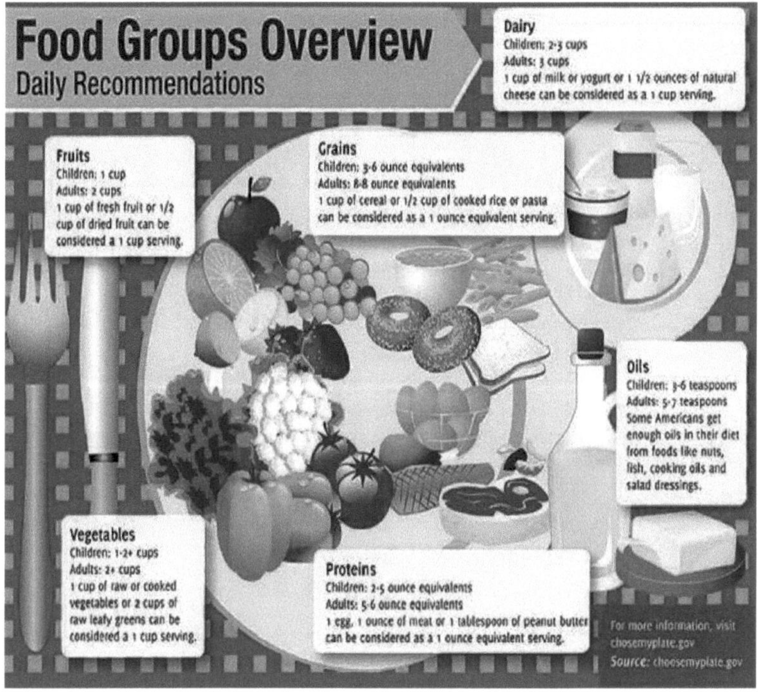

http://1.bp.blogspot.com/-J1225rSerHY/T-og48L0ALI/AAAAAAAADXE/pDtV95h86kQ/s1600/11nutritioninfo.jpg

Figura 14 O grupo de alimentos mais importante.

Por favor, caros pais, não dêem aos vossos filhos carne de porco para comer. A carne de porco aumenta a predisposição para doenças, incluindo o cancro, e a carne de porco tem um efeito negativo no cérebro e na atividade mental das crianças. Retirem a carne de porco de todas as receitas e substituam-na por frango ou coelho [11], Figura 15.

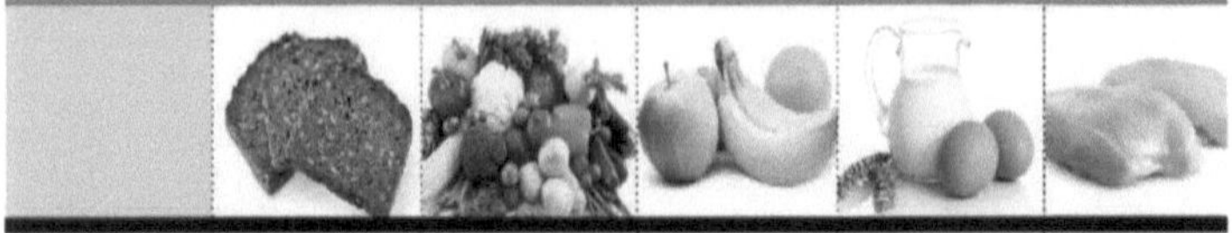

DAILY INTAKE	GRAINS	VEGETABLES	FRUIT	DAIRY	PROTEIN
DAILY INTAKE	6 oz (at least 3 oz whole grains)	2 ½ cups	1 ½ cups	2-3 cups	5 oz lean protein
SERVING SIZE	1 slice bread; 1 oz cold cereal, or ½ cup cooked cereal or pasta	1 cup raw, leafy vegetables; ½ cup raw or cooked vegetables, or ¾ cup vegetable juice	1 medium apple, banana or orange; ½ cup chopped, cooked or canned fruit; ¾ cup fruit juice, or ¼ cup dried fruit	1 cup milk or yogurt; 1 ½ oz natural cheese	2-3 oz lean cooked meat, poultry or fish and ½ cup cooked dry beans; 1 egg and 2 Tbs peanut butter count as 1 oz meat

Add healthy oil, from nuts and fish, or corn, soybean and canola oil, sparingly. Also, aim for 60 minutes of activity per day. It is suggested that parents offer children two to three years old 2/3 of a serving, except with dairy.

http://readysetgrowmag.com/packing-a-diet-punch/

Figura 15 Ingestão diária de nutrientes para crianças.

Por favor, caros pais, não dêem aos vossos filhos carne de porco para comer. A carne de porco aumenta a predisposição para doenças, incluindo o cancro, e a carne de porco tem um efeito negativo no cérebro e na atividade mental das crianças. Retirem a carne de porco de todas as receitas e substituam-na por frango ou coelho [11], Figura 15.

- Muesli integral rico em fibras com leite e uma peça de fruta fresca ou uma chávena de bagas,
- Queijo fresco com fruta e uma fatia de torrada integral,
- Um ovo, uma fatia de torrada integral, rodelas de laranja e um palito de queijo,
- Batido de fruta com banana, ananás e morangos, misturado com iogurte magro ou leite (congele a fruta antes de a misturar),
- Bolachas integrais e queijo com fatias de maçã,
- Banana e um copo de leite,
- Manteiga de amendoim numa fatia de pão integral,
- Rolinhos de peru (fatias de peru enroladas com alface e queijo magro),
- Pipocas leves com queijo parmesão,
- Legumes fatiados com molho ranch magro e azeite (molho de iogurte grego com pepino),
- Legumes fatiados com hummus (molho de grão-de-bico) e panquecas integrais,
- Maçã com manteiga de amendoim (ou manteiga de soja), [1-67].

Frango ou peixe com legumes cozidos, romã e nozes, arroz integral frito com ananás, muffins de espinafres doces, cozedura lenta com maçã e laranja, receita de frango assado, receita de caçarola de brócolos e couve-flor, tigelas de Buda arco-íris para crianças, batata-doce com canela e açúcar, quinoa com limão e espinafres, queijo feta e feijão.

http://www.superhealthykids.com/healthy-kids-recipes/

Por favor, caros pais, não dêem aos vossos filhos carne de porco para comer. A carne de porco aumenta a predisposição para doenças, incluindo o cancro, e a carne de porco tem um efeito negativo no cérebro e na atividade mental das crianças. Retirem a carne de porco de todas as receitas e substituam-na por frango ou coelho [11], Figura 15.

Não adicionar óleo durante a cozedura, mas pode adicionar azeite após a cozedura, ao servir a comida.

Substitua o açúcar mascavado por açúcar branco e utilize-o em todas as receitas.

Certifique-se de que utiliza farinha integral quando cozinha.

Não utilizar álcool para cozinhar ou servir, não utilizar álcool de todo.

Compre fruta e legumes na altura da colheita e não deixe que as crianças os comam fora de época.

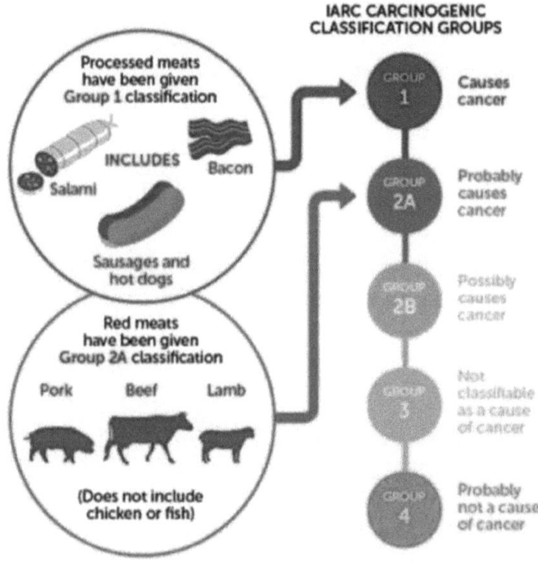

Figura (16): A carne de porco pertence ao primeiro grupo que pode causar cancro (Sim, os dados científicos provam que comer carne de porco pode causar cancro).

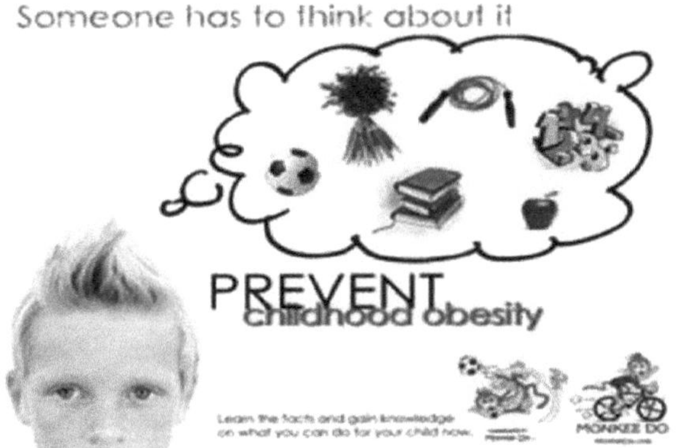

O efeito sinérgico de transformar os comportamentos negativos dos outros em acções positivas do seu filho, pedindo-lhe que resolva problemas com a obesidade, sim, uma criança pode ajudar.

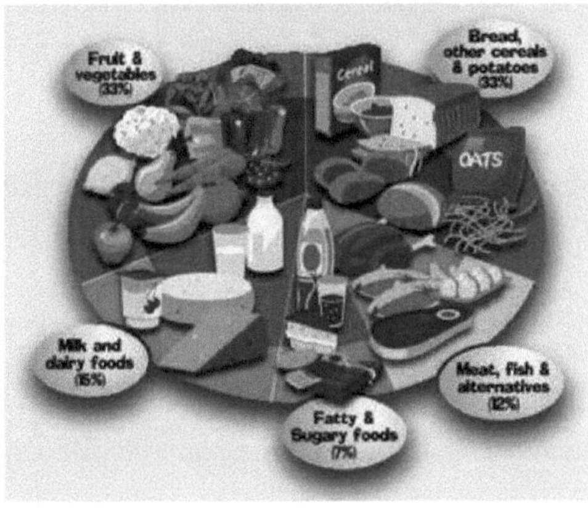

Agradecimentos

Os autores gostariam de agradecer a Taymourlank M. Farawilla pelo

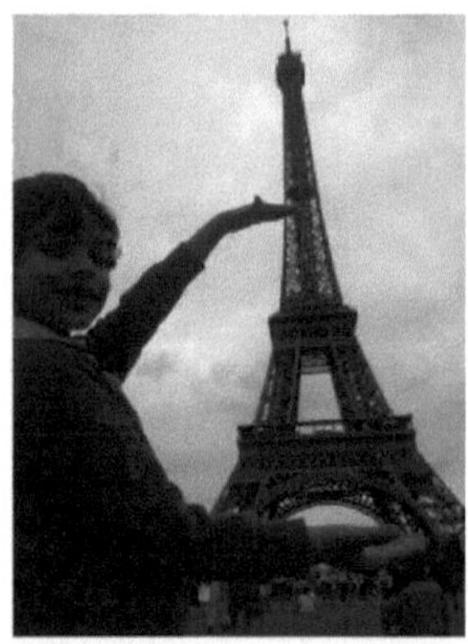

apoio dado a este trabalho; dediquei o livro ao meu filho Abdalla Taymour Lank Farawilla.

Tragam os vossos lápis de cor, as vossas cores, tragam-nas, e venham reconstruir, reformados inspirados no desenho do nosso universo, meu querido, sem ganância. E lembra-te sempre, querido filho, que és gentil, és inteligente, és importante.

Espero que o meu filho ajude no tratamento da doença da obesidade no futuro; Abdalla Taymour Lank Farawilla vai ajudar.

Referências

1- Asmaa F. Hamouda, e Saad El Dien A. Abou El Noeman. (2016). Efeitos de um novo programa de perda de peso de 6 meses em medidas antropométricas e perfil biológico. (Journal of Pharmacy and Pharmacology 4, 23-38, doi: 10.17265/2328-2150/2016.01.005

2- Asmaa F. Hamouda. (2016). A relação entre estilo de vida, medidas antropométricas e obesidade em estudantes universitários. (Jornal de Farmácia e Farmacologia 4, 119-127.

3- Asmaa F. Hamouda e Manal Y, Sameeh e Randa M Shrourou. (2016). Efeito do abacate (Persea Americana), repolho (Brassica Oleracea) e gengibre (ZingiberOfficinale) nos danos ao fígado e à tireoide em ratos induzidos por tetracloreto de carbono (CCl4). Journal of Pharmacy and Pharmacology 4, 108-118.

4- Asmaa F. Hamouda com Fatimah M. AlMaliki, Bador Ab. Alzubyani, Nawal A. AlMaliki, Fatimah G. AlMaliki, Fatimah S. Almataney, Basma F. AlMaliki, Najma D. Alzahrani. (2016). O ESTILO DE VIDA: UM ESTUDO DE VITAMINAS NATURAIS E ARTIGOS UTILIZADOS POR ESTUDANTES UNIVERSITÁRIOS. Jornal de Pesquisa Avançada em Pesquisa em Biologia e Farmácia, Volume-1, Edição-4, | Paper-6.

5- Nadia Z. Shaban, Mohamed A.R. El-Kersh, Mohamed M. Bader-Eldin, Sosan Amin Kato, e Asmaa F. Hamoda. (2014). Efeito do Extrato de Suco de Punica Granatum (Romã) no Fígado Saudável e Hepatotoxicidade Induzida por Dietilnitrosamina e Fenobarbital em Ratos Machos. J Med Food 17 (3), 339-349.

6- Asmaa F. Hamouda, Nadia Z. Shabana, e Iman M. Talaata, (2015). Efeitos de alguns derivados de pirimidina e sumo de romã na lesão renal em ratos machos induzida por dietilnitrosamina e tetracloreto de carbono. Pesquisa Biológica e Química, Volume, 215-229.

7- Asmaa F. Hamouda. (2015). Estudo sobre o efeito do extrato de abacate na apoptose, estresse oxidativo e lesão induzida por dietilnitrosamina no fígado de ratos. Journal of Pharmacy and Pharmacology 3 243-252, o número é JPP2015070902).

8- Hamouda A, Shaban N. (2016). Efeitos a curto e longo prazo dos extractos de romã (Punicagranatum) na apoptose em rim de rato induzida por dietilnitrosamina e fenobarbital. Journal of Pharmacy and Pharmacology 4, 52-63, doi: 10.17265/2328-2150/2016.02.002).

9- Asmaa F. Hamouda. (2015). Estudo sobre o efeito do extrato de abacate na apoptose, estresse oxidativo e lesão induzida por dietilnitrosamina no fígado de ratos. Journal of Pharmacy and Pharmacology 3, 243-252, o número é JPP2015070902).

10-Asmaa F. Hamouda, e Saad El Dien A. Abou El Noeman. OBESIDADE E INFERTILIDADE MASCULINA. 2016. Scholars Press (ISBN 978-3-659-84033-3).

11-Asmaa F. Hamouda. "Os livros sagrados, os portais para uma dieta saudável, introdução". 2016, Scholars Press (ISBN 978-3-659-84111-8).

12-Asmaa F. Hamouda. The Challenge from Silence to Stand Up- Nutrition challenge in modern life, Back to Nature. Journal of Pharmacy and Pharmacology David Publishing Company, EUA. (ISBN: 1-934502-22-7). O número de controlo da Biblioteca do Congresso é 2016953425.

13-Asmaa F. Hamouda. Um exemplo de estratégias de fome e políticas alimentares na vida". 2016. Scholars Press (ISBN 978-3-659-84253-5).

14-Asmaa F. Hamouda. A doença de Alzheimer "diabetes tipo 3" e as receitas da mãe natureza. 2016, Scholars Press 978-3-659-84279-5.

15-Asmaa F. Hamouda. O consumo excessivo é a obesidade do espírito humano e o abuso dos recursos naturais. Obesidade da terra, o homem consome e abusa de todos os tesouros e recursos da mãe natureza, Stop resource vampires. 2016. Scholars Press. 978-3-659-84401-0.

16-Asmaa F. Hamouda. Bioquímica do ruído e obesidade, as receitas da Mãe Natureza podem ajudar? Gritar para o céu, estilo de vida sonoro e efeitos na saúde, de volta à Mãe Natureza. 2016, Scholars Press, 9783-659-84438-6.

17-Asmaa F. Hamouda Krebs e as receitas da Mãe Natureza. 2016, Scholars Press" (ISBN 978-3659-84493-5).

18-Asmaa F. Hamoudae AbdallaTaymour Lank Farawilla. O estilo de vida, a imaginação da criança, é o seu mundo com cores. Um livro de desenho, o que perdemos, crianças e desenho e um efeito colateral saudável. 2016, Scholars Press, ISBN 978-3-659-84472-0.

19-Asmaa F. Hamouda Stop Greed Disease to Sunshine Planet, change your Mind. Um estudo de questionário: A ganância é uma doença que adoece o planeta e a humanidade. A ganância é a obesidade em tudo. 2016. Scholars Press. (ISBN 978-3-659-84517-8).

20-Asmaa F. Hamouda, AbdallaTaymour Lank Farawilla, e Taymour Lank Farawilla ". País saudável. O que acontece no estômago gordo? " 2016, Scholars Press. (ISBN 978-3-659-84574-1).

21-Asmaa F. Hamouda, Abdalla Taymour Lank Farawilla, e Taymour Lank Farawilla. "Terra saudável. A vitamina C e a história dos marinheiros no mar". 2016. imprensa académica. " (ISBN 978-3330-65000-8).

22- https://www.dori-ielts.com/a-writing-task-2-how-to-form-a-paragraph/

23-Kopelman PG. (2005). Obesidade clínica em adultos e crianças: In Adults and Children. Blackwell Publishing. p. 493. ISBN 978-1-4051-1672-5.

24-Bessesen DH. (2008). "Atualização sobre a obesidade". J. Clin. Endocrinol. Metab. 93 (6): 2027-34. doi:10.1210/jc.2008-0520. PMID 18539769.

25- Deurenberg P, Weststrate JA, Seidell JC (março de 1991). "Índice de massa corporal como medida da percentagem de gordura corporal: fórmulas de previsão específicas para a idade e o sexo". Br. J. Nutr. 65 (2): 105-14. doi:10.1079/BJN19910073. PMID 2043597.

26-REINO UNIDO: Comissão de Saúde da Câmara dos Comuns (maio de 2004). Obesidade - Volume 1 - HCP 23-I, Terceiro Relatório da Sessão 2003-04, Relatório, juntamente com as Actas Oficiais. Londres, Reino Unido: TSO (The Stationery Office). ISBN 978-0-215-01737-6. Recuperado em 2007-12-17.

27-Janssen I, Craig WM, Boyce WF, Pickett W (2004). "Associações entre o excesso de peso e a obesidade e o comportamento de bullying em crianças em idade escolar". Pediatrics. 113 (5): 1187-94. doi:10.1542/peds.113.5.1187. PMID 15121928.

28-Must A, Strauss, RS (1999-04-01). "Riscos e consequências da obesidade em crianças e adolescentes". Nature. 23: S2-S11. doi: 10.1038/sj.ijo.0800852.

29-Stephen R. Daniels. (2006). As Consequências do Excesso de Peso e da Obesidade na Infância, VOL. 16 / NO. 1 / SPRING.

30- http://www.apa.org/topics/kids-media/food.aspx

31-Ackard DM, Neumark-Sztainer D, Story M, & Perry C. (2003). Overeating in adolescents: prevalence and associations with weight-related characteristics and mental health. Pediatrics, 111, 67-74.

32-Ali M, Blades M, Oates C, & Blumber, F. (2009). A capacidade das crianças pequenas para reconhecer anúncios em sítios Web. British Journal of Developmental Psychology, 27(1), 7183.

33-Academia Americana de Pediatria (2006). Declaração de política: Children, adolescents, and advertising (Crianças, adolescentes e publicidade). Pediatrics, 118, 2563-2569.

34-American Psychological Association (2004). Relatório do grupo de trabalho da APA sobre publicidade e crianças. Washington, D.C.: Autor. Retrievedfrom http://www.apa.org/pubs/info/reports/advertising-children.aspx.

35-American Psychological Association (2009). Resolução para promover estilos de vida saudáveis e activos e prevenir a obesidade e comportamentos pouco saudáveis de gestão do peso em crianças e adolescentes. Washington, D.C.: Autor. Recuperado de http://www.apa.org/about/policy/chapter- 12b.aspx.

36-Centros de Controlo e Prevenção de Doenças (2006). Dados do NHANES sobre a prevalência da obesidade entre crianças e adolescentes: Atlanta, GA: Centro Nacional de Estatísticas da Saúde do CDC, Health E-Stat.

37-Centros de Controlo e Prevenção de Doenças (2009). Dicas para os pais - Ideias para ajudar as crianças a manter um peso saudável. Atlanta, GA: Autor. Recuperado de http://www.cdc.gov/healthyweight/children/index.html.

38-Children Now (2009). Publicidade e obesidade infantil: A proven link. Oakland, CA: Autor.

39-Crespo C J, Smit E, Troiano RP, Bartlett SJ, Macera CA, & Andersen RE. (2001). Television viewing, energy intake, and obesity among children in the United States. Archives of Pediatric and Adolescent Medicine, 155, 360-365.

40-Davison KK, & Birch LL. (2002). Processes linking weight status and self-concept in girls aged 5 to 7 years. Developmental Psychology®, 38, 735-748.

41-Ekeland E, Heian F, & Hagen KB. (2005). Pode o exercício melhorar a autoestima em crianças e adolescentes? A systematic review of randomised controlled trials. British Journal Sports Medicine, 39, 792-798.

42-Fulkerson JA, Strauss J, Neumark-Sztainer D, Story M, & Boutelle K. (2007). Correlatos de bem-estar psicossocial em adolescentes com excesso de peso: O papel da família. Journal of Consulting and Clinical Psychology, 75, 181-186.

43-Gable S, Chang Y, &Krull J. (2007). Television viewing and family meal frequency are predictive of the occurrence and duration of obesity in a national sample of school-aged children. Journal of American Dietetic Association, 107, 53-61.

44-Kaiser Family Foundation (2004). The role of media in childhood obesity (O papel dos media na obesidade infantil). Washington, DC: Autor. Disponível em http://kff.org/other/issue-brief/the-role-of-media-in-childhood-obesity/.

45-Kaiser Family Foundation (2005). Generation M: Media in the lives of eight- to eighteen-year-olds. Washington, DC: Autor. Disponível em http://kff.org/other/generation-m-media-in-the-lives-of/.

46-Kaiser Family Foundation (2006). It's child's play: advergaming and the online marketing of food to children. Washington, DC: Autor. Recuperado de http://www.kff.org/entmedia/upload/7536.pdf.

47-Kaiser Family Foundation (2007). Food for thought: Television food advertising to children in the United States. Washington, D.C.: Autor. Recuperado de http://kff.org/other/food-for-thought-television-food-advertising-to/.

48-Koplan JP, Liverman CT, &Kraak VA, (Eds.) (2005). Prevention of obesity in children: Balancing health. Washington, D.C.: Committee on Prevention of Obesity in Children and Youth, Food and Nutrition Board, Institute of Medicine of the National Academies. Disponível em http://www.nap.edu/catalog.php?record_id=11015.

49-Miller SA, Taveras EM. Rifas-Shiman SL, & Gillman MW. (2008). Association between television viewing and poor diet quality in young children. International Journal of Pediatric Obesity, 3(3), 168-176. DOI 10.1080/17477160801915935

50-Neumark-Sztainer D, Croll, J, Story M, Hannan PJ, French SA, & Perry C. (2002). Ethnic/racial differences in weight-related concerns and behaviours among adolescent girls and boys: Results from Project EAT. Journal of Psychosomatic Research, 53, 963-974.

51-Ogden CL, Carroll MD, &Flegal KM. (2008) High body mass index for age in US children and adolescents, 2003-2006 Journal of the American Medical Association, 299, 24012405.

52-Pratt CA, Stevens J, & Daniels S. (2008). Prevention and treatment of childhood obesity - Recommendations for future research (Prevenção e tratamento da obesidade infantil - Recomendações para investigação futura). Jornal Americano de Medicina Preventiva, 35, 249-252.

53-Puhl RM, &Latner JD. (2007). Stigma, obesity, and the health of the nation's children (Estigma, obesidade e a saúde das crianças do país). Psychological Bulletin®, 133, 557-580.

54-Richards JI, Wartella EA, Morton C, & Thompson L. (1998). A crescente comercialização das escolas: Issues and practices. Annals of the American Academy of Political and Social Science, 557, 148-167.

55- Serdula MKD, Ivery RJ, Coates DS, Freedman DF, Williamson DF, & Byers T. (1993). Do obese children become obese adults? A review of the literature. Preventive Medicine, 22, 167177.

56-Tremblay MS, &Willms JD. (2003). Is the Canadian childhood obesity epidemic related to physical inactivity? International Journal of Obesity, 27, 1100-1105.

57-Wartella EA. & Jennings N. (2001). Dangers and opportunities of commercial television in schools (Perigos e oportunidades da televisão comercial nas escolas). Em D. G. Singer & J. L. Singer (Eds.), Handbook of children and the media. Thousand Oaks, CA: Sage, 557-570.

58-Whitaker RC, Wright JA, Pepe MS, Seidel KD, &Deitz WH. (1997). Predicting obesity in young adulthood from childhood and parental obesity. New England Journal of Medicine, 37, 869-873.

59- https://www.gmaonline.org/file-manager/Health_Nutrition/Beales-Review-of-Recent-Studies.pdf

60-K Burke, "Coke busted over misleading ad campaign", The Sydney Morning Herald, 3 de abril de 2009, p. 3, acedido em 29 de outubro de 2010,

61-
http://parlinfo/parlInfo/download/media/pressclp/U37T6/upload_binary/u37t60.pdf;fileTyp e=ap
plication%2Fpdf#search=%22coke%20busted%20for%20misleading%20ad%20campaign %22

62-Advertising Standards Bureau, Case report 443/08 reference to print advertisement by Coca Cola, 12 de novembro de 2008, acedido em 11 de novembro de 2010, http://122.99.94.111/cases/443-08.pdf

63 - Isto aplica-se a ambientes específicos para crianças, como as escolas, a certos períodos de tempo, como os programas de televisão para crianças, e a certas técnicas utilizadas para atrair as crianças, como as ofertas gratuitas e os objectos de coleção.

64-Hawkes, Marketing food to children: changes in the global regulatory environment, op. cit. "France takes action on 'junk' food, alcopops", BeverageDaily.com 3 de agosto de 2004, acedido em 2 de novembro de 2010, http://www.beveragedaily.com/Markets/France-takes-action-on-junk-food- alcopops e "Nutritional health warnings: just for show", Prescrire em inglês, acedido em 2 de novembro de 2010, http://english.prescrire.org/en/80/160/46239/0/PositionDetails.aspx

65-Thowet al, "The effect of fiscal policy on diet", op. cit.

66- Wilcox cartoon for the Cancer Council of New South Wales, no sítio Web do Conselho, consultado em 1 de novembro de 2010,

67-   http://www.cancercouncil.com.au/editorial.asp?pageid=2208

68-   http://www.wikihow.com/Get-Your-Children-Away-from-TV

69- http://www.bbcgoodfood.com/howto/guide/healthy-eating-what-young-children-need?IGNORE_GEO_REDIRECT_ONCE=true

Índice

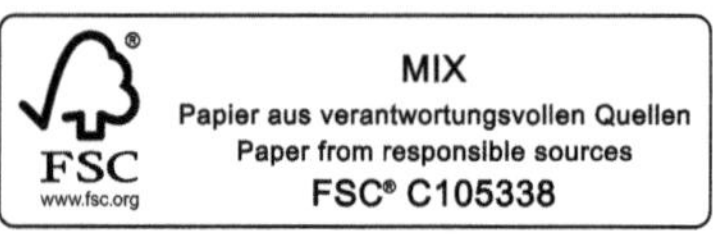

FSC
www.fsc.org
MIX
Papier aus verantwortungsvollen Quellen
Paper from responsible sources
FSC® C105338